健康饮食好习惯

——《北京市中小学生健康膳食指引》小学生解读本

北京市卫生和计划生育委员会
北京市疾病预防控制中心 组织编写

U0278315

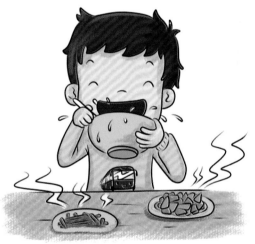

中国人口出版社
China Population Publishing House
全国百佳出版单位

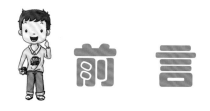

前　言

　　小学生处于生长发育的关键时期，良好的营养是其智力、身体素质乃至心理发育的基础和保障。相关调查显示，北京市小学生膳食结构不尽合理，突出表现是谷薯类、蔬菜水果类、奶类摄入量不足，而油脂、盐等摄入量过多。根据《北京市2014年度卫生与人群健康状况报告》显示：2013-2014年度北京市小学生肥胖检出率为16.6%；与生活方式相关的慢性病如糖尿病、血脂异常和代谢综合征等发病率呈上升趋势；钙、维生素A、维生素D等微量营养素缺乏普遍存在。

　　基于此，北京市卫生和计划生育委员会与北京市疾病预防控制中心共同组织编写了这本适合小学生阅读的图书。根据编写任务的安排与需要，在北京市疾病预防控制中心健康教育所成立编写组，以《北京市中小学生健康膳食指引》为蓝本，根据小学生的年龄特征、阅读能力和喜好，以普通小学生一家人的日常生活为背景，通过通俗易懂的故事语言，生动活泼的图画来激发小读者们养成健康膳食的好习惯，希望借此为北京市小学生提供膳食指导和饮食行为的科学建议，保障小学生健康成长。

　　本书在编写中北京市卫生和计划生育委员会疾控处领导给予高度重视，北京市疾病预防控制中心营养与食品卫生所多位专家给予大力支持，在此表示由衷地谢意！由于水平有限和科学发展的阶段性限制，本书可能还有不足之处，恳请广大学生和家长批评并提出宝贵意见。衷心地祝福大家健康、幸福！

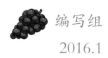

编写组

2016.1

目录
contents

第一章	妈妈的爱心营养早餐	5
第二章	学校的健康午餐	9
第三章	家里的营养晚餐	14
第四章	妈妈的智慧：加餐加什么	18
第五章	小齐妈妈的疑惑：零食能不能吃	21
第六章	刘老师的要求：多喝白开水	25
第七章	爸爸的希望：多多运动，保持健康	29
第八章	医生的叮嘱：一日三餐定时定量	33
第九章	奶奶的外出就餐经	38
第十章	小贝的新本领：读懂超市里的"营养说明书"	43
附录1	小学生营养午餐一周食谱举例	50
附录2	小学生（6~12岁）身高体重标准表	51
答案		52

第一章 妈妈的爱心营养早餐

小贝的妈妈早晨六点半就起床为儿子小贝准备早餐了。她根据小贝的口味，列出了小贝一周的早餐食谱。

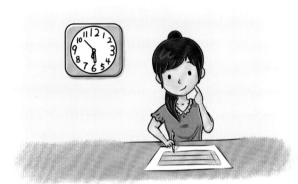

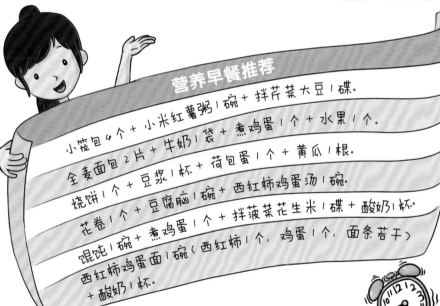

营养早餐推荐

小笼包4个 + 小米红薯粥1碗 + 拌芹菜大豆1碟。

全麦面包2片 + 牛奶1袋 + 煮鸡蛋1个 + 水果1个。

烧饼1个 + 豆浆1杯 + 荷包蛋1个 + 黄瓜1根。

花卷1个 + 豆腐脑1碗 + 西红柿鸡蛋汤1碗。

馄饨1碗 + 煮鸡蛋1个 + 拌菠菜花生米1碟 + 酸奶1杯。

西红柿鸡蛋面1碗（西红柿1个，鸡蛋1个，面条若干） + 酸奶1杯。

◀ 哇，有干有稀，有荤有素，真是种类丰富，营养充足呀！

6点45分，小贝被闹钟叫醒了，他伸了个懒腰。哇，好香啊！这是什么东西的味道呢？

小贝被香味吸引到饭桌前。

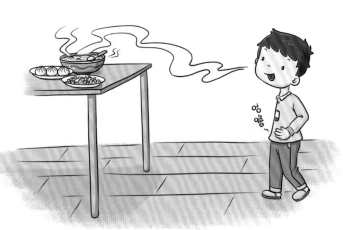

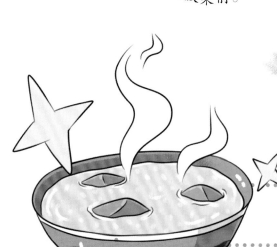

原来，有小贝最爱吃的小米红薯粥！

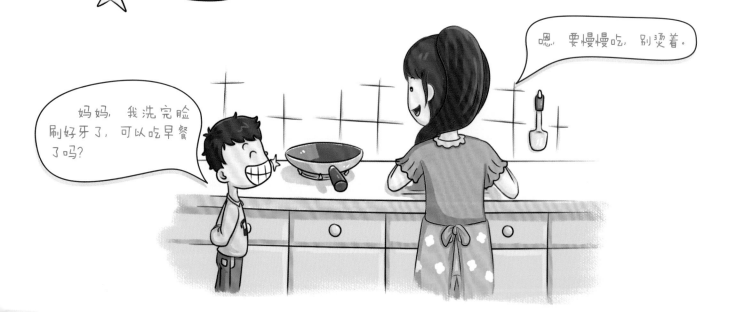

嗯，要慢慢吃，别烫着。

妈妈，我洗完脸刷好牙了，可以吃早餐了吗？

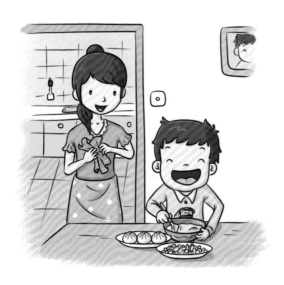

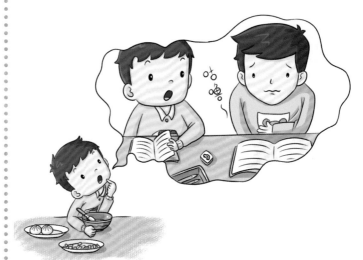

妈妈忙完从厨房出来，看到小贝正在认真吃饭，高兴地说："小贝真是好孩子！只有好好吃早餐，上午才有精神听老师讲课，也有力气做操、上体育课了，对不对？"

"对呀！有一次，同桌小齐起晚了，没来得及吃早餐，第四节课的时候他饿得都没心思听老师讲课了，看上去可难受了！妈妈，我一定好好吃早餐。"

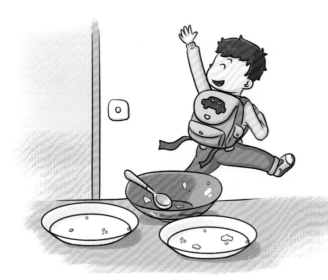

小贝吃完早餐，背着书包去上学了。精力充沛的一天从妈妈的爱心营养早餐开始啦！

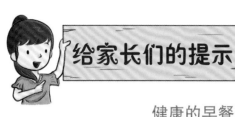

给家长们的提示

健康的早餐应当包括以下 4 种类别的食物：

★主食 主要提供能量 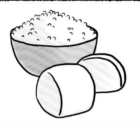	★肉蛋类 主要提供蛋白质 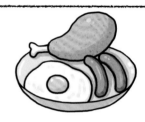
★新鲜蔬果 主要提供维生素 和矿物质 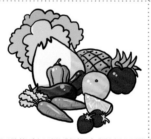	★奶类或大豆类 提供多种有利于身体 生长发育的营养物质 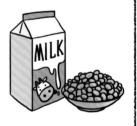

营养"充足"的早餐包含以上全部 4 类食物；营养"较充足"的早餐包含其中的 3 类食物；营养"不充足"或"较差"的早餐只包含了 2 类或 1 类食物。

不吃早餐害处多哦！

首先，能量不能满足我们大脑　　的需要，上课时注意力无法集中，反应变慢，思维能力下降　　；第二，身体动力不足，会使运动能力下降　　甚至无法运动；第三，容易造成我们胃肠道功能失调　　，引起胃炎、胃溃疡、胆结石、便秘等不良后果；第四，中午饥饿感增强，会吃下更多的食物　　，久而久之，会造成肥胖　　；最后，小朋友长期不吃早餐　　，长大后更容易患糖尿病、高血脂、高血压等慢性病　　。

第二章　学校的健康午餐

上午的四堂课结束了，班主任老师让同学们都去洗手间洗手。

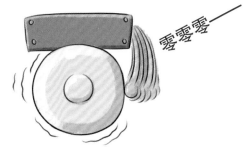

零零零

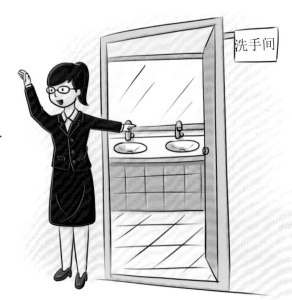

洗手间

大家把手洗干净后，回到自己的座位上等待午餐。

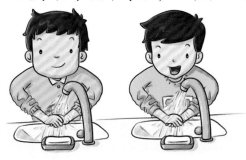

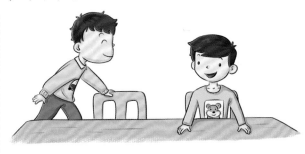

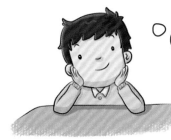

今天学校的健康餐盘里装了什么好吃的呢？

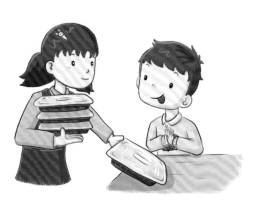

班主任老师请值日生给同学们发午餐。

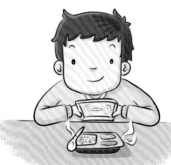

拿到餐盘，小贝和同学们迫不及待地打开盖子。

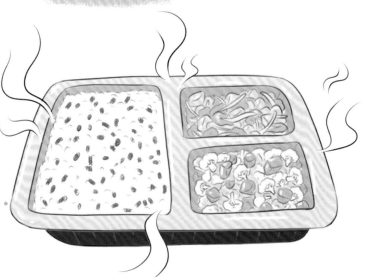

餐盘里面有红米杂粮饭、青椒炒鸡胸、菜花炒胡萝卜。

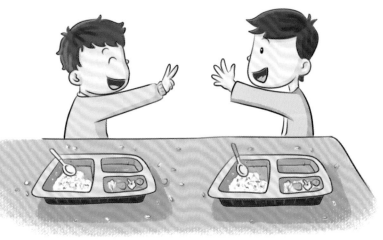

小贝只吃完了青椒炒鸡胸和菜花，把胡萝卜剩了下来，米饭也没吃完，然后就和旁边同样剩下好多饭菜的小齐玩了起来。

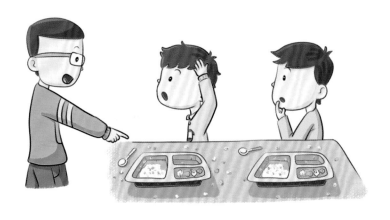

班长小坤走了过来，指着餐盘问小齐和小贝："你们为什么剩下了这么多饭菜？"小齐和小贝回答："胡萝卜不好吃，我们不想吃！"班长又问："那你们知道为什么我们的餐盘是这样的吗？"

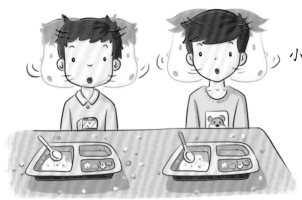

小齐和小贝都摇摇头，回答："不知道！"

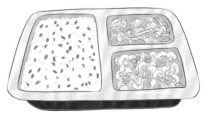

同学们注意啦

我们的午餐是很多营养学家根据我们每日对营养的需求而精心搭配的。其中主食占3份，蔬菜占2份，肉类占1份。这些饭菜品种每天都不同，既健康又可口，能满足我们健康成长对营养的需要。而且午餐为我们提供了全天40%的能量，不好好吃午饭的话，下午就没精神上课了。

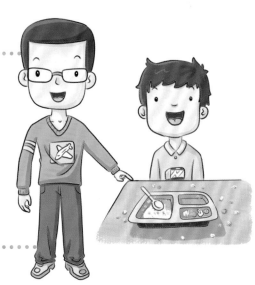

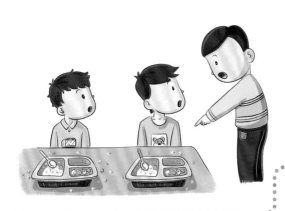

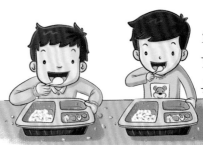

这时候，壮壮也走过来对他们说："你们不好好吃午餐是不对的。餐盘里的主食、蔬菜和肉都要吃，这样才有助于身体健康！看，我妈妈还给我准备了酸奶和苹果呢，妈妈说这样可以让我的午餐更完美！"

小齐和小贝听完班长和壮壮的话，重新拿起勺子，认真地吃起来！

给家长们的提示

最理想的状况是孩子能吃到现做的午餐，家长要教会孩子如何选择食物：

1 主食一定要吃；

2 提供优质蛋白的鱼、肉、蛋也必不可少，肉最好选水产品、瘦肉和不带皮的禽肉；

3 选择两三种新鲜蔬菜。主食、蔬菜和动物性食物的比例符合3:2:1，如果能搭配豆腐、黄豆这样的豆制品，营养就更均衡。

如果孩子午餐时带饭，最好是早晨现做的，这样可以缩短菜品存放的时间，减少食物中营养素的流失。菜品中，绿叶蔬菜容易变黄影响口感，带饭时可以用西红柿、茄子、胡萝卜等代替，晚餐时再补充绿叶蔬菜。另外，还可以自备一些牛奶、酸奶、水果等，让午餐更完美。

食物迷宫

怎么才能走出食物迷宫呢？请用笔画出正确的路线。

入口

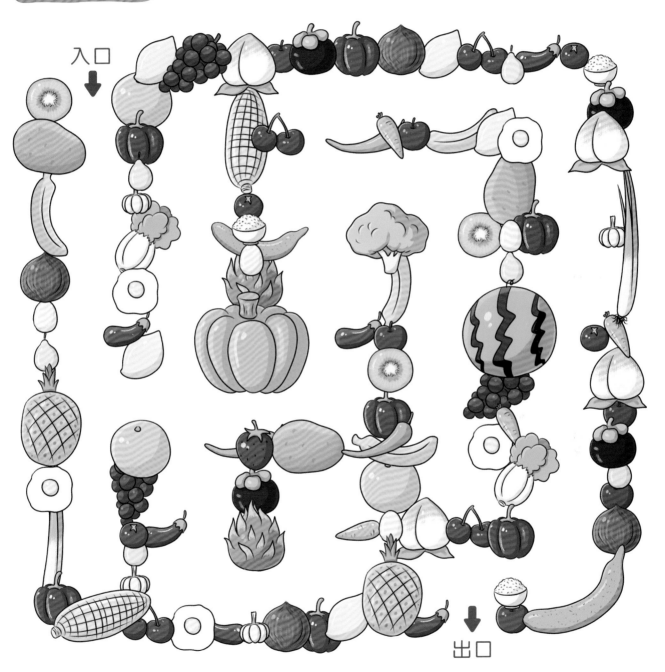

出口

第三章 家里的营养晚餐

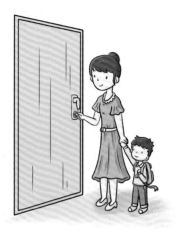

放学了，妈妈把小贝从学校接回家。

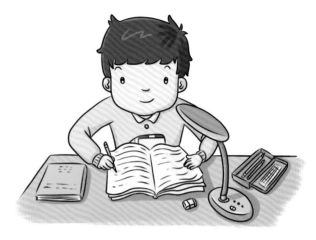

小贝洗完手，就坐到书桌旁准备写作业。

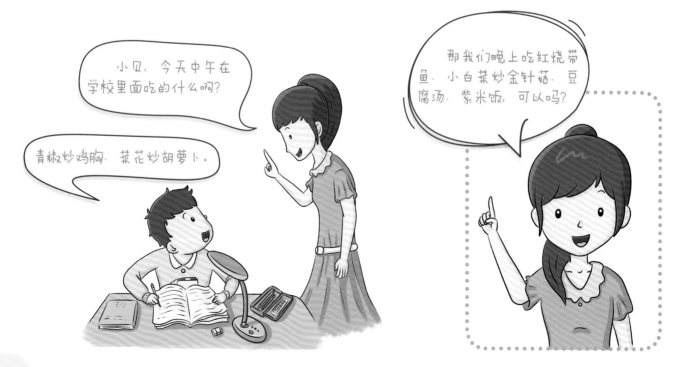

小贝，今天中午在学校里面吃的什么呀？

青椒炒鸡胸·菜花炒胡萝卜。

那我们晚上吃红烧带鱼·小白菜炒金针菇·豆腐汤·紫米饭，可以吗？

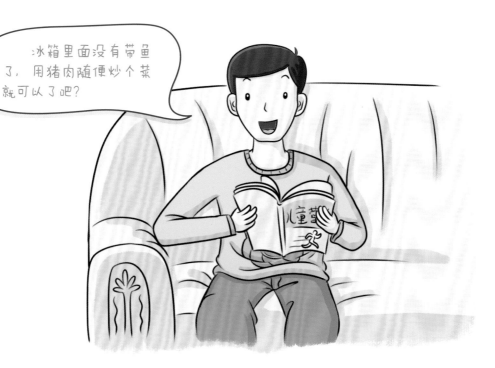

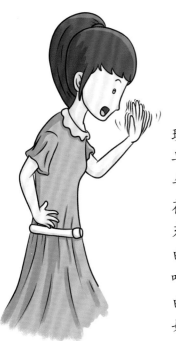

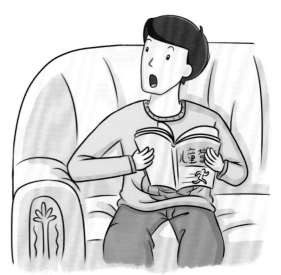

妈妈说："不可以，孩子现在正在长身体，晚餐要弥补早餐和午餐的不足。今天小贝午餐的肉菜是鸡肉，蔬菜是菜花、胡萝卜，那晚餐就应该补充些鱼、虾、绿叶蔬菜和蘑菇；白天没有吃豆制品，晚餐最好吃点儿豆腐或者喝一杯豆浆；白天没有喝奶，晚餐可以用酸奶拌水果蔬菜沙拉。"

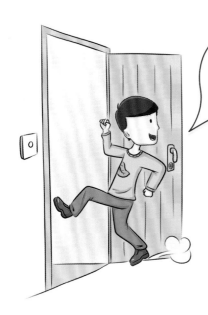

你说的对！我这就去楼下买带鱼、蘑菇、豆制品、酸奶和水果。小贝学习了一天很辛苦，是该吃点儿既营养又美味的东西。

小贝爸爸，买些清淡易消化的东西，别买太多，晚上不能吃太多。还有你要快点儿，晚餐要早点儿吃，过了7点再吃的话，小贝就很难消化，该积食了。

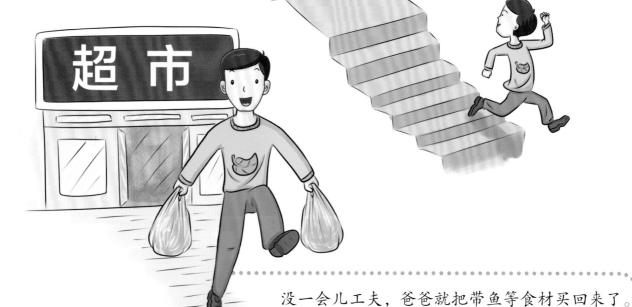

超市

没一会儿工夫，爸爸就把带鱼等食材买回来了。

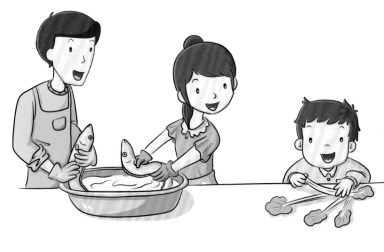

小贝帮着择菜，爸爸帮妈妈收拾带鱼，妈妈又是切又是炒。

叮叮当当，三个人在厨房里忙活了起来。

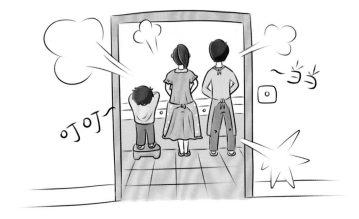

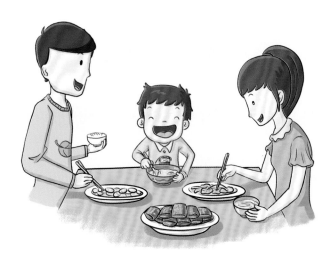

不一会儿，一家人就开心地围坐在一起，吃上了美味的晚餐。

第四章 妈妈的智慧：加餐加什么

小贝上小学三年级了。这天早上，吃完早餐，小贝对妈妈说："妈妈，我每天都好好吃早餐，以前一上午都不觉得饿，可最近还没有到午饭时间，肚子就开始咕咕叫了！"

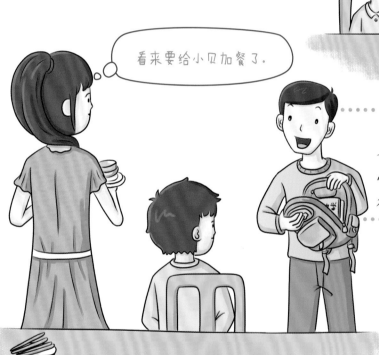

看来要给小贝加餐了。

站在旁边给小贝拿书包的爸爸说："看来我们小贝是在快速地长身体呢，上午学习又很用功，消耗了很多能量！"

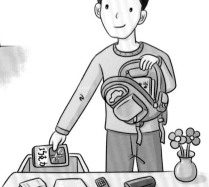

说完拿了几块巧克力放在了小贝书包里。

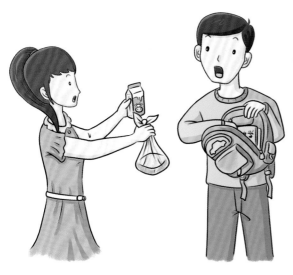

这时候，妈妈拿来一小片面包和一盒牛奶包好递给爸爸："小贝正处在生长发育的阶段，即使要加餐，也要以富含碳水化合物的食物为主，一小片面包或者全麦饼干，加上一杯牛奶（或酸奶、豆浆等）就可以了。最好不要吃巧克力这种含糖太多的东西。"

爸爸觉得妈妈说的话很有道理，对着小贝做了个鬼脸，把巧克力从书包里拿了出来，把面包和牛奶放了进去。

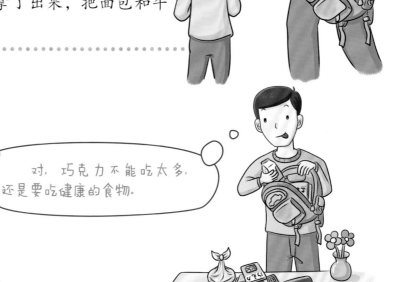

对，巧克力不能吃太多，还是要吃健康的食物。

提示：加餐要在早、午餐之间，但是早餐也要吃好；加餐不能替代早餐，加餐量不宜大，不能影响午餐。

水果连连看

请用线连起相同的水果，比一比谁最快！

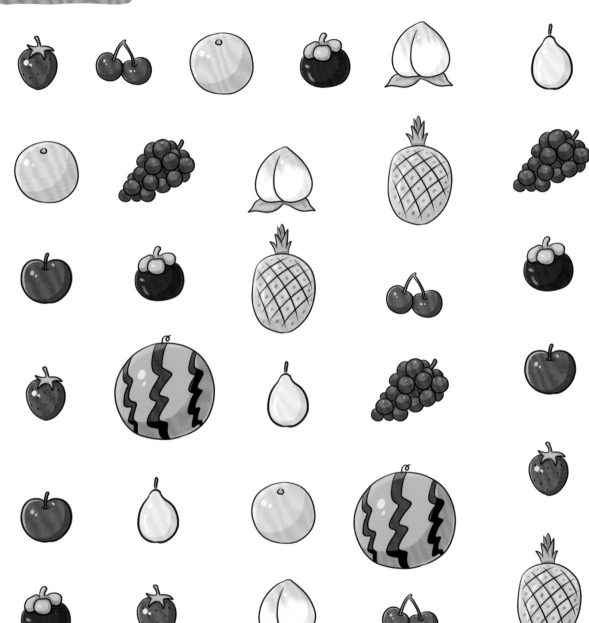

第五章 小齐妈妈的疑惑：零食能不能吃

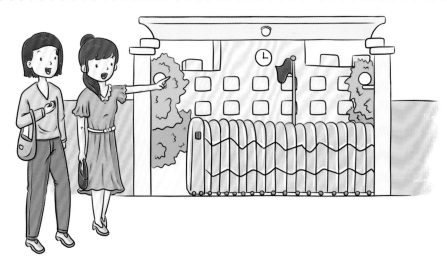

下午放学了，小贝妈妈和小齐妈妈都站在校门口等着接孩子。

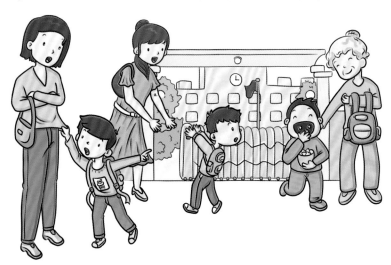

看到校门口的很多孩子都在吃零食，小齐拉着妈妈的衣角说："妈妈，我也想吃零食。""吃零食是坏习惯，不能吃！"小齐妈妈说。

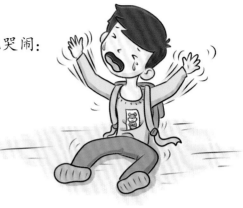

可是小齐根本听不进妈妈的话，不停地哭闹："妈妈，我饿了，就要吃零食！"

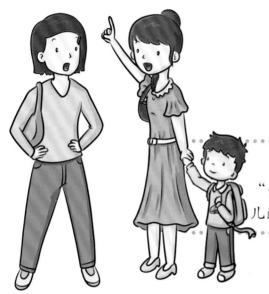

小贝妈妈牵着小贝，小声地对小齐妈妈说："旁边有个超市，要不，我们一起去给他们买点儿酸奶或水果吧？"

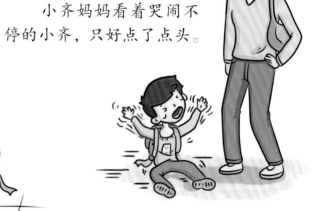

小齐妈妈看着哭闹不停的小齐，只好点了点头。

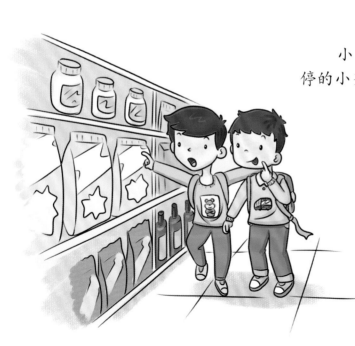

来到超市的食品区，小贝和小齐都忙着挑选自己喜欢的零食。

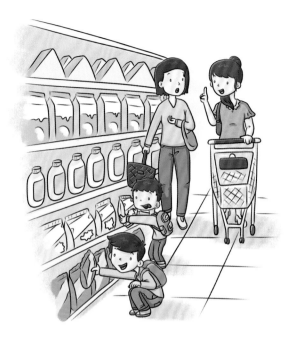

小贝妈妈对小齐妈妈说："这些上学的孩子对零食情有独钟，是可以适当吃点儿的。合理有度地吃零食可以补充正餐能量和营养素的不足，尤其对于消化系统发育还不够完善的孩子，零食既可以缓解两餐间的饥饿，又可以帮助他们缓解紧张的情绪和学习压力，能使心情愉快。所以，只要科学合理，零食还是可以吃一些的。"

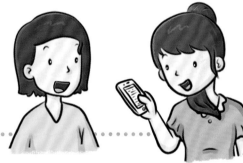

给家长们的提示

家长在给孩子选择零食的时候，要注意零食的种类和食用方式。加餐或零食与正餐应相距至少 1.5~2 小时，睡前 1 小时以及看电视、玩耍时不要吃零食。而且，每次食用的量要小，不能影响正餐的食欲和食量；每天吃零食不要超过 3 次；应根据孩子自身对能量和营养素的需求选择零食；要选择新鲜、天然、易消化、营养价值高的零食，例如奶类、蔬果类、坚果类等，同时要避免食用制作过程中添加了过量的油、盐、糖等调料的食品。

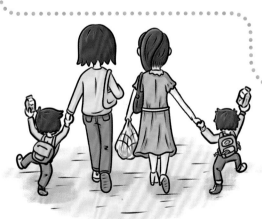

最后，小贝和小齐都买了健康的零食——酸奶，然后开心地跟着自己的妈妈回家了。

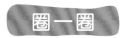

圈一圈 请把健康食品用圆圈圈出来，看谁圈得又快又准确！

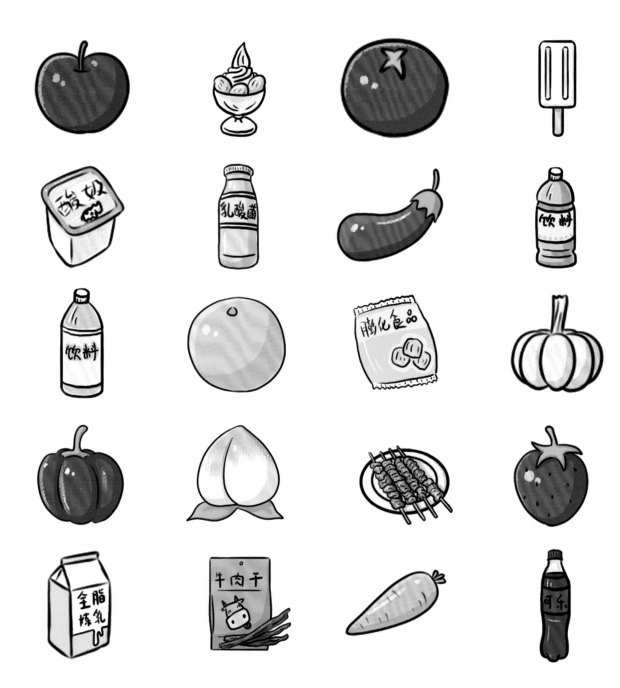

第六章 刘老师的要求：多喝白开水

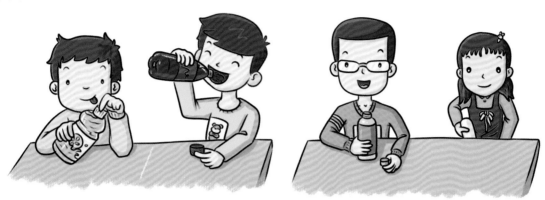

　　下午的第二节课结束了。下课铃声一响，好多同学都拿出自己准备的饮料来喝：小贝喝的是果汁；同桌的小齐喝的是可乐；旁边的同学有喝汽水的，有喝奶茶的，还有喝乳酸饮料的……

　　班主任刘老师环顾四周，看到同学们都在喝饮料，不禁皱起了眉。这时候，上课的铃声响了，同学们都回到了自己的座位上坐好，准备开班会。

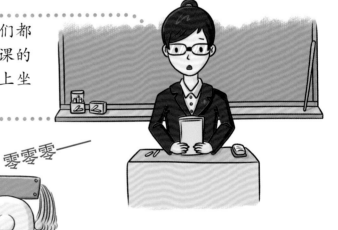

零零零——

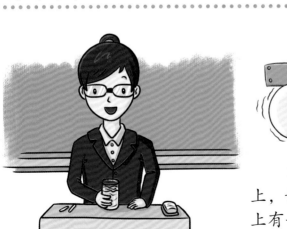

　　刘老师将一个盛满白开水的杯子放在讲台上，说："同学们，开始开班会。大家看，讲台上有一杯250毫升的白开水。老师想问一下，同学们每天能喝几杯这样的白开水？"

听完刘老师的问题，
大家开始讨论了起来。

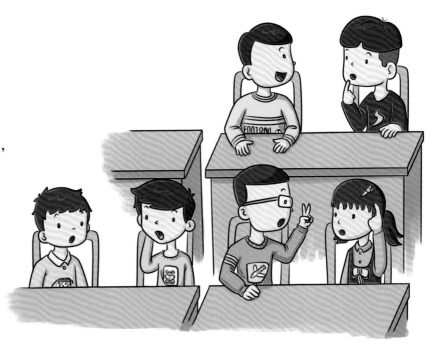

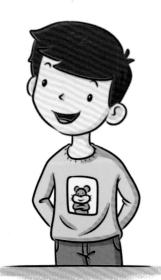

我从不喝白开水，
我喜欢喝可乐，想喝多
少喝多少！

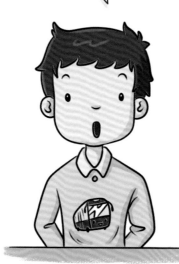

我感觉到渴了就去
喝果汁，很少喝白开水！

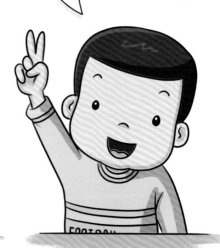

我渴了，就咕嘟咕嘟
喝水，一次能喝老师那样
的杯子2杯呢！

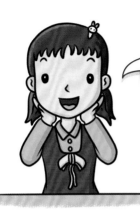

老师，我喜欢喝加了糖的水，甜甜的，很好喝！

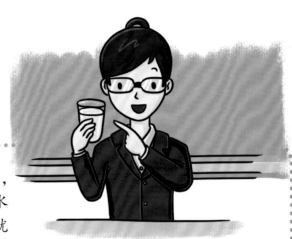

同学们注意啦

　　水是维持人体正常生理活动的重要物质，同学们每天活动量大，要及时为身体补充水分。每天最好喝1500~1700毫升的水，也就是这样的杯子要喝7~8杯。

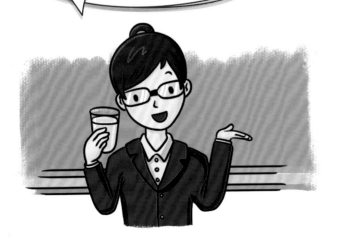

那么，同学们是每天需要喝7~8杯的白开水呢，还是饮料呢？

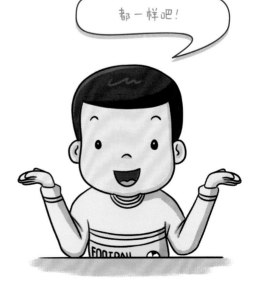

都一样吧！

同学们注意啦

　　白开水和饮料不一样。大部分同学喜欢喝饮料 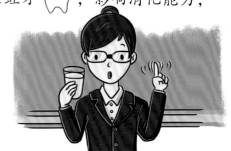，但是饮料中含有大量的糖 或甜味剂，一罐 330 毫升的可乐 的含糖量大约相当于 8 块方糖 。如果经常喝饮料，身体中会积累大量的糖分，这些糖分转化成能量，会导致身体肥胖。喝糖分过多的饮料还会长蛀牙 ，影响消化能力，让同学们变得不爱吃饭 。更可怕的是，还能增加患糖尿病的风险。饮料中还含有一种叫磷酸的东西，非常不利于骨骼健康。同学们正处在生长发育期，更应该少喝。

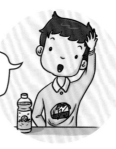

老师，那我们应该喝什么才对身体好啊？

同学们注意啦

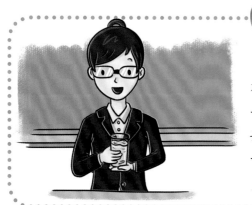

　　白开水是最好的饮料，也可以适当喝点淡茶水；少量不加糖的鲜榨果蔬汁、绿豆汤、含水量丰富的水果（如西瓜），可作为喝水的补充；不要等口渴时再喝水，要在课间主动喝水，但不要一次喝太多，应每天少量（每次 200 毫升左右）多次喝水。

第七章 爸爸的希望：多多运动，保持健康

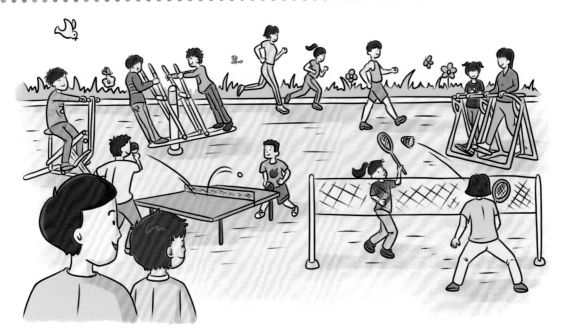

　　星期五傍晚，爸爸带小贝到公园去玩。公园里面好多人都在运动：跑道上有人在跑步，有人在快步走；健身器材旁，人们在使用不同的器械锻炼身体；还有打乒乓球的、羽毛球的……

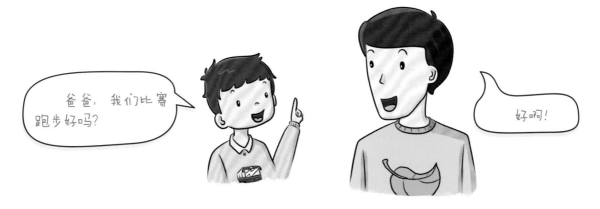

爸爸，我们比赛跑步好吗？

好啊！

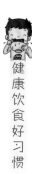

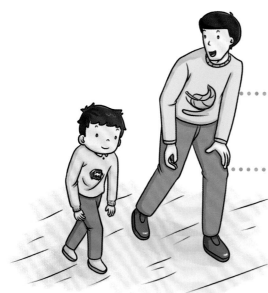

"各就各位，预备，跑！"爸爸一边喊着口令，一边和小贝开始比赛。

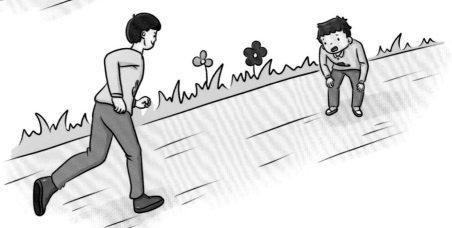

跑了不到 300 米，小贝就停了下来。爸爸赶快跑回小贝身边，"小贝，你怎么了？"

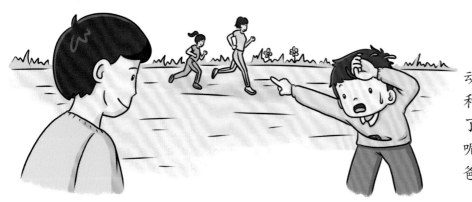

"爸爸，我跑不动了。你看那个大姐姐和她妈妈都跑了好几圈了，可我怎么跑不动了呢？"小贝不高兴地问爸爸。

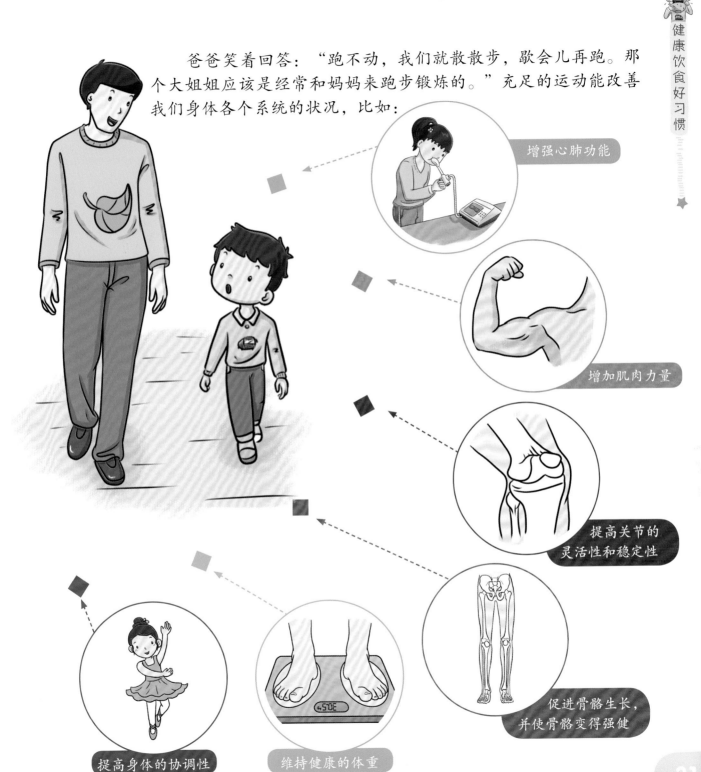

爸爸笑着回答："跑不动，我们就散散步，歇会儿再跑。那个大姐姐应该是经常和妈妈来跑步锻炼的。"充足的运动能改善我们身体各个系统的状况，比如：

增强心肺功能

增加肌肉力量

提高关节的灵活性和稳定性

促进骨骼生长，并使骨骼变得强健

提高身体的协调性

维持健康的体重

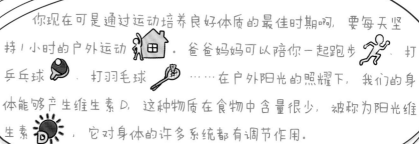

你现在可是通过运动培养良好体质的最佳时期啊，要每天坚持1小时的户外运动，爸爸妈妈可以陪你一起跑步、打乒乓球、打羽毛球……在户外阳光的照耀下，我们的身体能够产生维生素D，这种物质在食物中含量很少，被称为阳光维生素D，它对身体的许多系统都有调节作用。

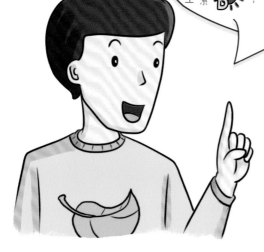

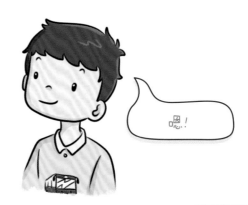

嗯！

只要坚持运动，就会使心肺功能强，肌肉有力量，就像那个姐姐一样，那样就可以和爸爸一起多跑几圈了！

嗯，我一定每天多多运动，锻炼身体，长大以后好照顾爸爸妈妈！

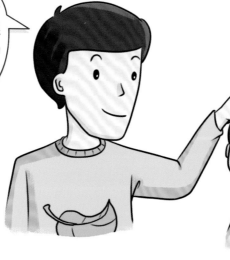

第八章 医生的叮嘱：一日三餐定时定量

今天是星期六，都快 10 点了，小贝还在呼呼大睡。妈妈叫了他几次都没成功，做好的早餐也凉了。

快 11 点了，小贝才起床。

爸爸妈妈，我好饿！

33

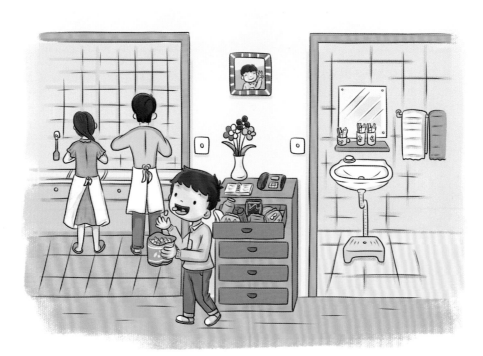

爸爸妈妈赶紧准备午餐。小贝洗漱完，看午餐还没有做好，就吃起了零食。

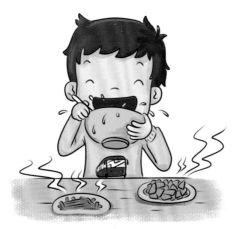

不一会儿，丰盛的午餐做好了，小贝狼吞虎咽地吃了起来。

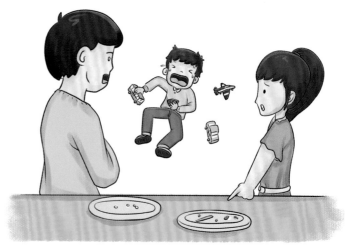

吃完饭，小贝开始玩玩具。忽然他的肚子疼了起来。爸爸妈妈以为是中午的饭菜有问题，马上带小贝去了医院。

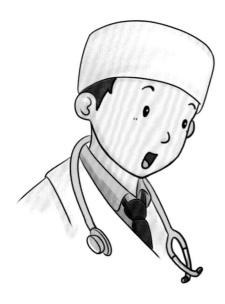

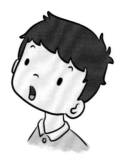

到了医院，经过仔细检查和询问，医生说："不起床，不吃早餐，中午暴饮暴食，生物钟的不规律影响了消化液的正常分泌，导致了消化不良！"

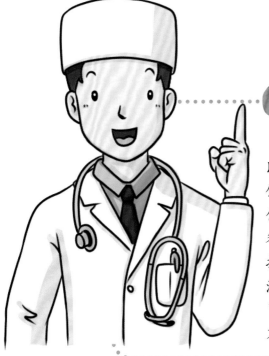

同学们注意啦

休息日，有些同学会改变平时的饮食习惯，比如早上不起床，不吃早餐，一日三餐饥一顿饱一顿，零食不离口等，这些饮食习惯都对身体不好。一日三餐是由人体生物钟控制的，三餐间隔时间是根据消化系统的功能和食物从胃排空的时间确定的。生物钟不规律会影响消化液的分泌，妨碍能量和营养素的吸收，我们的胃就会闹脾气。零食不离口，会使消化器官得不到休息，影响食欲。

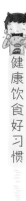

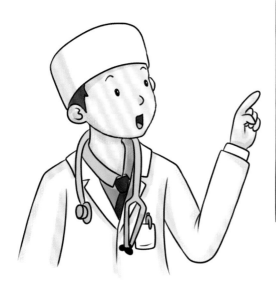

用餐时间	
早餐	06:30~08:00 （15~20 分钟）
午餐	11:30~13:00 （30 分钟）
晚餐	18:00~19:00 （30 分钟）

　　医生接着指着墙上的宣传画说："正常的用餐时间和时长分别为：早餐6:30~8:00（15~20分钟）、午餐11:30~13:00（30分钟）、晚餐18:00~19:00（30分钟），进餐时要细嚼慢咽，不要狼吞虎咽，以免增加胃肠道消化吸收食物的负担。"

　　爸爸妈妈认真地听完了医生的话，看着一旁难受的小贝说："以后不管是工作日还是休息日，我们都以身作则，不睡懒觉，三餐定时定量，养成良好的饮食习惯。"

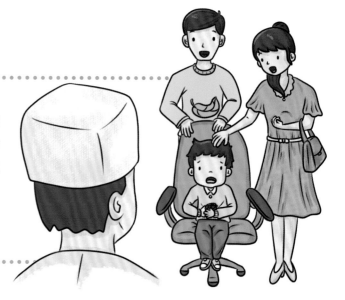

水果找不同

请找出下面两幅图画中 5 个不同之处。

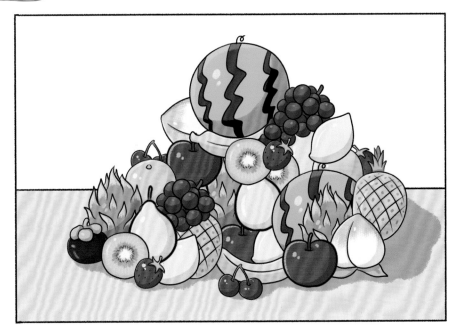

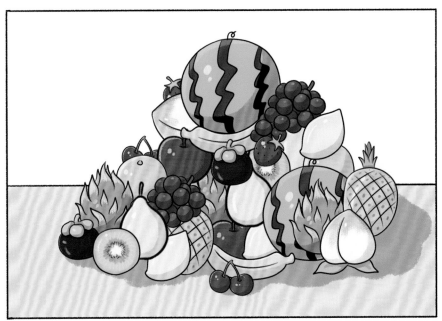

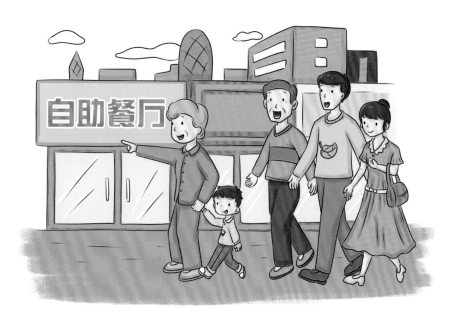

第九章 奶奶的外出就餐经

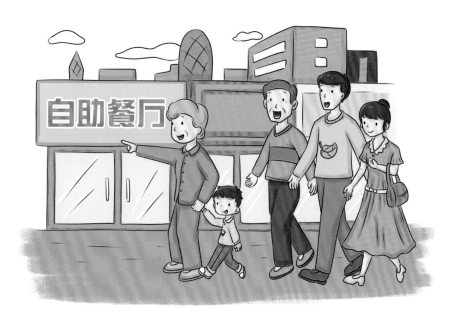

星期天，小贝一家人去自助餐厅吃午餐。

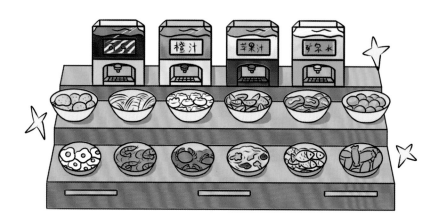

小贝可喜欢吃自助餐了，因为这里有各种各样的食物。除了不同种类的肉、蔬菜、水果、点心、冰激凌、饮料等，还有不同做法的各种主食呢！

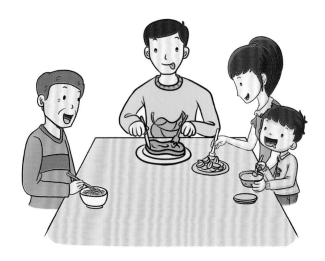

每个人都挑选了自己喜欢的食物：小贝拿了一个冰激凌，爸爸端了一盘肉，爷爷端了一碗面，妈妈拿了一盘水果。大家回到座位上开心地吃了起来。

这时，奶奶端着一小碗汤回来了。她看了一下桌上的食物，说："大家等等，先不要吃了。"大家都疑惑地看着奶奶。"你们的这些吃法都不对！饭前应该先喝一小碗汤，然后依次再吃蔬菜、主食、鱼虾、禽肉类食物，饭后半小时再吃水果。这才是符合人体消化吸收规律的用餐顺序。"

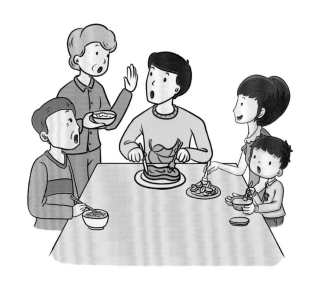

科学的用餐顺序

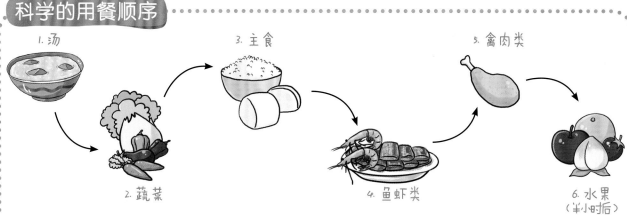

1.汤

2.蔬菜

3.主食

4.鱼虾类

5.禽肉类

6.水果（半小时后）

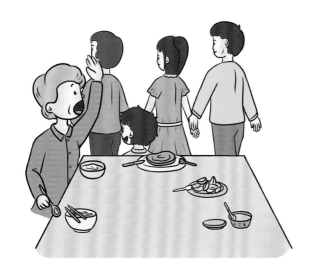

原来，大家拿的都是自己喜欢吃的东西，但是并不符合科学的用餐顺序。于是每个人都重新去取食物了。奶奶又提醒道："吃自助餐要少量多次，吃完再取，避免浪费，也避免吃得过多。"

爸爸吃完了刚才拿的一盘肉，喝完可乐，接着又去拿了一盘肉和一杯可乐。

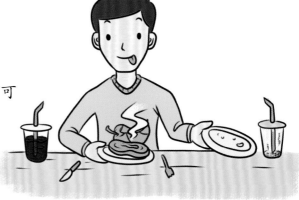

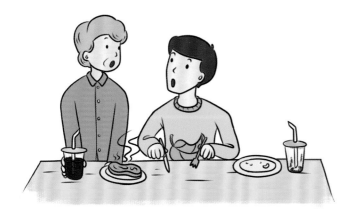

奶奶看了看，把爸爸拿的肉和可乐推到了一边，说："我们每天摄入的肉类食物以2~3两为宜，适可而止，不要暴饮暴食。自助餐厅的肉类和海鲜在烹调时放了大量的调味品，更得少吃，避免摄入过多的脂肪和盐。"

奶奶又对正在吃甜点的爷爷说："老伴儿，你得少吃含油脂的主食和甜点，以免摄入过多的脂肪和糖。"

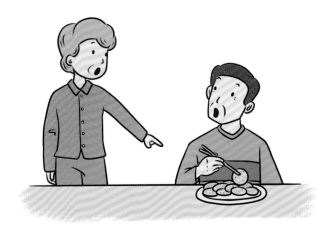

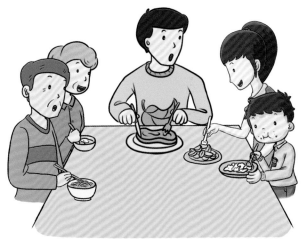

接着，奶奶看了一下正在吃水果和蔬菜的小贝和妈妈，笑着说："大家要向她们娘俩学习，多吃水果蔬菜，既容易消化吸收，又能促进胃肠蠕动。"

小贝高兴地说："没想到吃自助餐还有这么多学问！奶奶，我已经记住科学的用餐顺序了，以后都会按照这个顺序吃饭。"

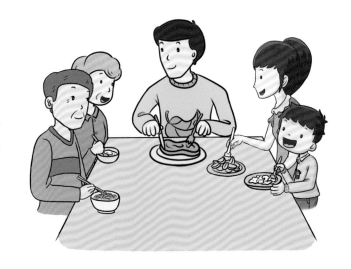

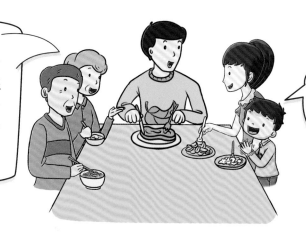

外面的餐厅为了让菜品的口味好，在烹饪的时候，会放大量的油和调味品，常吃对身体不好。所以，我们以后还是少在外面吃饭，多在家里给小贝做健康又美味的食物！

谢谢奶奶，那我以后就会长得更高、更结实、更聪明了！

涂色游戏

请小朋友为下面的食物图涂上自己喜欢的颜色吧！

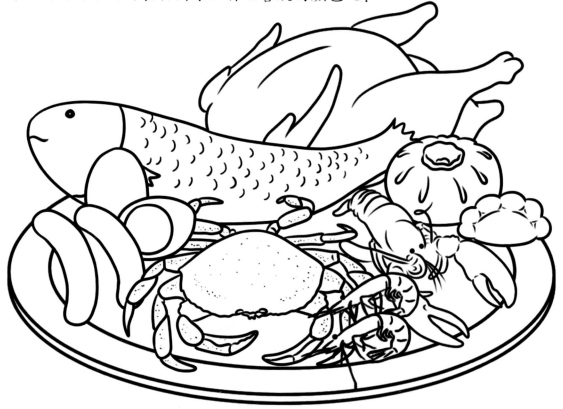

第十章 小贝的新本领：读懂超市里的"营养说明书"

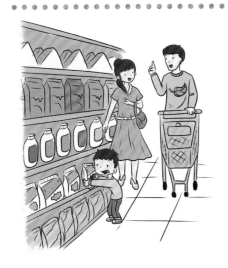

和爷爷奶奶吃完饭，爸爸妈妈带着小贝去超市购物。

来到食品区，爸爸妈妈让小贝挑选自己想吃的东西。小贝看看这个，又看看那个，发现每个食品包装上都印着一个小框。

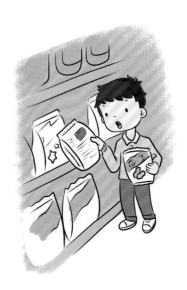

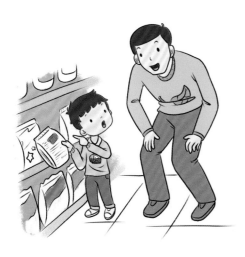

小贝好奇地问爸爸："为什么每个食品包装上都有一个这样的小框啊？"

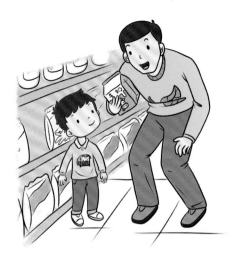

爸爸看了看，微笑着告诉小贝："这是食物的营养成分表，也相当于这个食物的'营养说明书'，我来给你仔细讲讲！"

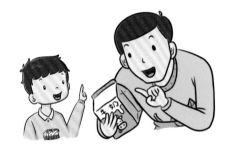

"每个营养成分表都有三栏。"爸爸指着小框给小贝解释。

第一栏是项目栏，首先标注了这盒牛奶含有的能量，包含了蛋白质、脂肪、碳水化合物、钠等营养素。

营养成分表

项目	每100毫升	NRV%
能量	272千焦	3%
蛋白质	3.4克	6%
脂肪	3.4克	6%
碳水化合物	5.2克	2%
钠	68毫克	3%
钙	108毫克	14%
非脂乳固体 ≥ 8.1%		

第二栏是单位分量，标注了每个项目在 100 毫升牛奶中的含量。如果是固体食物，标注的单位是 100 克。

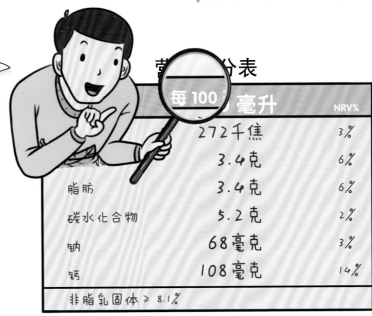

营养成分表

项目	每 100 毫升	NRV%
能量	272千焦	3%
蛋白质	3.4克	6%
脂肪	3.4克	6%
碳水化合物	5.2克	2%
钠	68毫克	3%
钙	108毫克	14%
非脂乳固体 ≥ 8.1%		

第三栏是 NRV%，即营养素参考值百分比，表示 100 毫升牛奶所含的该营养成分，它提供了人体一天需求的百分比。这张营养成分表中蛋白质 NRV% 为 6%，说明喝 100 毫升牛奶，可以提供人体一天所需蛋白质的 6%。

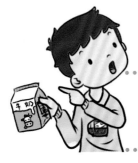

"这个营养成分表有什么作用呢？"小贝又问爸爸。

"首先，营养成分表能帮助我们挑选更符合需求的产品。比如买牛奶的时候，我们可以通过它来比较不同牛奶的营养素参考值百分比。"说着，爸爸拿起了两盒不同的牛奶，"看，同样是 100 毫升的两种牛奶，一种能提供人体一天所需钙的 15%，另一种只能提供 12%，我们就可以选择钙含量更高的。"

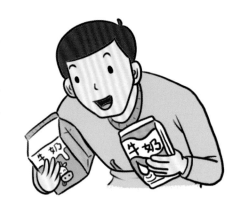

另外，营养成分表还能提示食品的某些特点。高血压和糖尿病患者，可以根据营养成分表挑选低脂、低盐和低糖的产品。

挑选食品的依据

	每 100 克中含量	每 100 毫升中含量
高蛋白食品	≥ 12 克	≥ 6 克
低脂食品	≤ 3 克	≤ 1.5 克
低钠食品	≤ 120 毫克	≤ 120 毫克
低糖食品	≤ 5 克	≤ 5 克

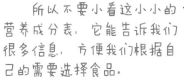

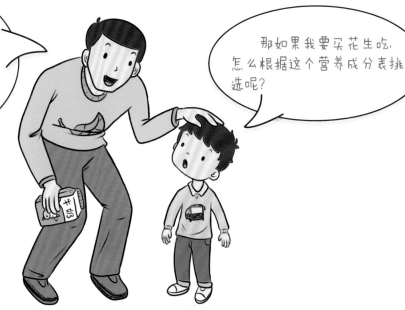

所以不要小看这小小的营养成分表，它能告诉我们很多信息，方便我们根据自己的需要选择食品。

那如果我要买花生吃，怎么根据这个营养成分表挑选呢？

爸爸带小贝来到了超市的坚果区，指着货架上面的花生说："花生是营养丰富的坚果，可以经常食用，但是在挑选的时候也有学问。不同口味的花生，能量、蛋白质、脂肪、碳水化合物都差不多。不过蒜香味的花生每 100 克含有钠 550 毫克，也就是说吃 100 克蒜香味花生，摄入的钠就达到了每天参考摄入量的 1/4 还多。而原味的花生几乎不含钠。所以，为了身体健康，我们应尽量选择原味的。"

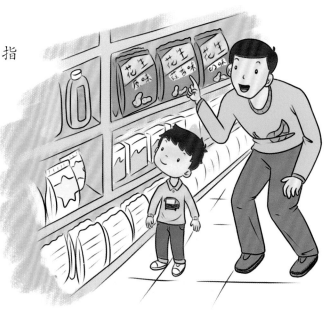

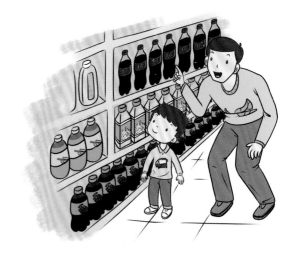

买完花生，小贝和爸爸又去了超市的饮料区。小贝指着货架上的饮料问："爸爸，购买饮料的时候要留意什么呢？"

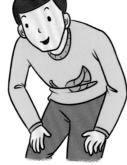
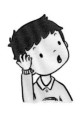

爸爸微笑着对小贝说："在购买饮料时，要留意营养标签里的能量。含糖饮料一般能量比较高，其他营养素的含量比较低，最好少喝。如果喝得过多，就得通过增加运动量来消耗多余的能量。"

看看这个饮料的营养成分表，除了能量高外，几乎不含其他的营养素。喝这一瓶含糖饮料，相当于吃进去了35克的糖，太不健康了！

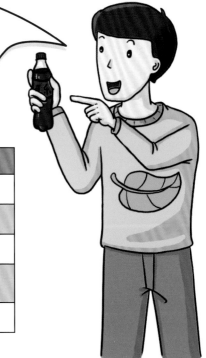

某含糖碳酸饮料的营养成分表

项目	每瓶（330 毫升）	NRV%
能量	594 千焦	7%
蛋白质	0 克	0%
脂肪	0 克	0%
碳水化合物（糖）	35 克	12%
钠	40 毫克	2%

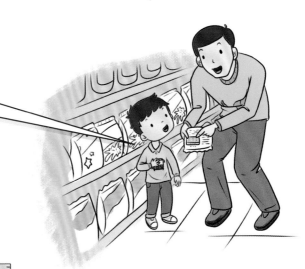

爸爸，我明白了，挑选饮料的时候要留意它的能量，尽量少喝能量高的饮料。以后买东西的时候要好好看后面的营养成分表，根据自己的需要选择健康的食品。

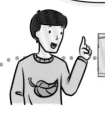

给家长们的提示

如何选择含盐（钠）低的食品

通过营养标签中标示的钠含量，在同类食品中选择钠含量低的。例如：同样是瓜子，盐（钠）的含量相差很多，购买时可要认真选哟！

瓜子示例 1

营养成分表		
项目	每 100 克	营养素参考值 %
能量	2557 千焦	30%
蛋白质	27.4 克	46%
脂肪	51.6 克	86%
碳水化合物	15.8 克	5%
钠	8 毫克	0%

本产品不适宜 5 周岁以下儿童食用

瓜子示例 2

营养成分表		
项目	每 100 克	营养素参考值 %
能量	2554 千焦	30%
蛋白质	25.4 克	42%
脂肪	52.4 克	87%
碳水化合物	15.9 克	5%
钠	655 毫克	33%

本产品不适宜 5 周岁以下儿童食用

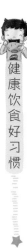
附录1：小学生营养午餐一周食谱举例

星期	食谱		各年龄学生的食物量（克）	
			1~3 年级	4~6 年级
一	主食	米饭	大米 100	大米 150
	菜	西红柿炒鸡蛋	西红柿 100 鸡蛋 50	西红柿 100 鸡蛋 50
		鱼香肉丝	猪肉 50 胡萝卜 10 柿子椒 15 木耳（干）2	猪肉 60 胡萝卜 10 柿子椒 15 木耳（干）2
	汤	虾皮冬瓜汤	虾皮 2 冬瓜 50	虾皮 2 冬瓜 50
二	主食	麻酱花卷	面粉 100 芝麻酱 10	面粉 150 芝麻酱 10
	菜	熘两样	瘦猪肉 35 肝 35 木耳（干）3 黄瓜 50	瘦猪肉 50 肝 35 木耳（干）3 黄瓜 50
		西红柿炒菜花	西红柿 50 菜花 100	西红柿 50 菜花 100
	汤	三鲜汤	紫菜 1 香菜 3 豆腐 20	紫菜 1 香菜 3 豆腐 20
三	主食	绿豆米饭	大米 90 绿豆 10	大米 130 绿豆 20
	菜	木须肉	猪肉 30 鸡蛋 30 木耳（干）22 黄花 5 黄瓜 50	猪肉 35 鸡蛋 30 木耳（干）22 黄花 5 黄瓜 50
		素鸡炒油菜	素鸡 50 油菜 100	素鸡 50 油菜 100
	汤	西红柿鸡蛋汤	西红柿 30 鸡蛋 20	西红柿 30 鸡蛋 20
四	主食	金银馒头	面粉 85 玉米面 15	面粉 130 玉米面 20
	菜	红烧鸡块海带	鸡块 70 海带（干）10 糖 15	鸡块 80 海带（干）10 糖 15
		炒菠菜粉丝	菠菜 100 粉丝（干）10	菠菜 100 粉丝（干）10
	汤	莴笋叶红白豆腐汤	莴笋叶 40 豆腐 8 鸭血豆腐 8	莴笋叶 50 豆腐 10 鸭血豆腐 10
五	主食	二米饭	大米 80 小米 20	大米 120 小米 30
	菜	肉片烧茄子	猪肉 40 茄子 200	猪肉 50 茄子 200
		鸡蛋炒西红柿圆白菜黄瓜	鸡蛋 30 西红柿 15 圆白菜 50 黄瓜 20	鸡蛋 40 西红柿 15 圆白菜 50 黄瓜 20
	汤	海带白菜汤	海带（干）5 白菜 50	海带（干）8 白菜 50

附录2：小学生（6~12岁）身高体重标准表

理论上，所谓生长迟缓是以身高均值减两个标准差（-2SD）作为筛选标准。北京属于高身材地区，身高的平均水平高于全国约2厘米。

年龄（岁）	男		女	
	平均值（厘米）	生长迟缓（厘米）	平均值（厘米）	生长迟缓（厘米）
6	120.9	110.7	119.4	109.4
7	126.7	115.7	125.1	114.1
8	132.3	120.7	130.8	119.0
9	137.3	125.3	136.7	123.9
10	142.3	129.2	143.0	129.1
11	147.8	133.4	149.1	135.1
12	154.5	138.2	153.9	140.9

注：※ 数据引自中华预防医学会儿少卫生分会第九届学术交流会论文集《中国汉族6~18岁儿童青少年身高标准及生长迟缓发生情况》。

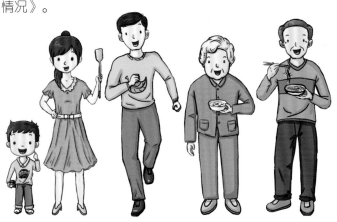

食物迷宫　怎么才能走出食物迷宫呢？用笔画出正确的路线。

入口

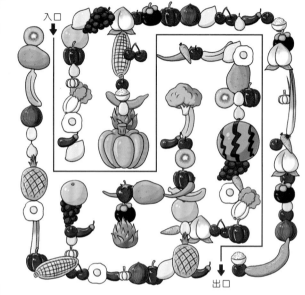

出口

水果连连看　用线连起相同的水果，比一比谁最快！

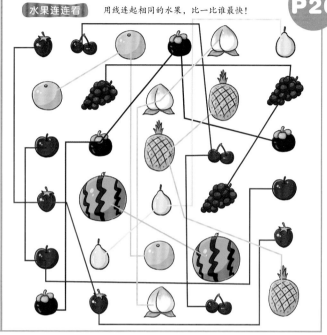

圈一圈　把健康食品用圆圈圈出来，看谁圈得又快又准确！

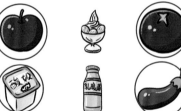

水果找不同　请找出下面两幅图画中5个不同之处。

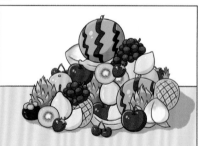
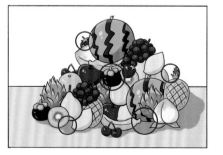